HYPNOTISME

ET

SUGGESTION

Étude des phénomènes généraux de l'Hypnotisme,
de la perversion des sens
et des hallucinations produites
par la Suggestion verbale et la Suggestion mentale
à des intervalles
plus ou moins éloignés et déterminés d'avance ;

EXPÉRIENCES NOMBREUSES D'HYPNOTISME ET DE SUGGESTION

PAR

E. SANTINI
(J. DE RIOLS)

Un franc.

Paris — LE BAILLY — Éditeur
BIBLIOTHÈQUE DES CURIOSITÉS SCIENTIFIQUES
15, Rue de Tournon, 15

HYPNOTISME

ET

SUGGESTION

HYPNOTISME

ET

SUGGESTION

**Étude des phénomènes généraux de l'Hypnotisme,
de la perversion des sens
et des hallucinations produites
par la Suggestion verbale et la Suggestion mentale
à des intervalles
plus ou moins éloignés et déterminés d'avance;**

EXPÉRIENCES NOMBREUSES D'HYPNOTISME ET DE SUGGESTION

PAR

E. SANTINI
(J. DE RIOLS)

L B

Paris — LE BAILLY — Éditeur
BIBLIOTHÈQUE DES CURIOSITÉS SCIENTIFIQUES
15, Rue de Tournon, 15

HYPNOTISME & SUGGESTION

I. — L'HYPNOTISME, ou Braidisme. — Les fakirs *ombilicains* ou *omphalopsychistes*. — Comment on produit l'hypnotisme. — Phénomènes hypnotiques, perversion des sens, etc. — Influence thérapeutique de l'hypnotisme. — *Suggestion verbale* et *suggestion mentale*. — Mécanisme de la suggestion mentale ; *parole intérieure*. — Avenir de la science hypnotique.

L'HYPNOTISME (du grec ὕπνος, sommeil) est une sorte de sommeil artificiel, de somnambulisme spécial, produit par les moyens habituels, par le magnétisme, mais plus particulièrement déterminé, comme l'a établi le premier le docteur *Braid*, par la vue soutenue et persistante d'un objet brillant placé devant les yeux et très près. C'est une sorte de folie artificielle. De là le nom de *braidisme* que l'on a tout d'abord donné à l'hypnotisme.

Ce sommeil nerveux, produit par un objet brillant tenu à quelque distance des yeux, était connu dans l'Inde depuis les temps les plus reculés, et encore n'est-il pas absolument nécessaire que l'objet soit brillant (voir page 26). La *Revue de l'Orient* donne à ce sujet des détails fort curieux, et rappelle des faits connus par les récits des voyageurs qui ont parcouru et longuement étudié ces pays lointains, leurs habitants et certaines de leurs sectes qui y sont fort en honneur. Tout le monde a entendu parler de ces *fakirs* qui restent pendant un temps considérable dans les positions les plus étranges, véritable état cataleptique, sans faire le moindre mouvement, et doués de la plus complète insensibilité : « Ces fakirs, disent les voyageurs, *regardent l'extrémité de leur nez* et arrivent ainsi à produire sur leur propre personne cet état singulier de raideur automatique. D'autres sectaires, nommés *ombilicains* ou *omphalopsychistes*, arrivent à un état analogue de catalepsie en regardant fixement leur nombril pendant un temps très prolongé. D'après les idées philosophiques de ces religionnaires, le nombril est la plus noble partie du corps parce que c'est le point par lequel l'enfant tient à sa mère, et qu'en remontant par la pensée à l'origine des générations humaines, l'ombilic du premier homme représente le point par lequel l'humanité touche à la divinité. Pour cette raison les ombilicains tiennent leur regard fixé sur leur nombril, et arrivent ainsi à un état d'insensibilité et d'extase qui les fait considérer comme des saints par le peuple. Telle est la marche de la science et du monde : depuis une longue suite de siècles les prêtres indiens connaissent le moyen de produire l'insensibilité *par la fixité du regard*, et c'est dans le XIXe siècle, au milieu des meilleures conditions scientifiques, que les savants européens arrivent à le découvrir de nouveau. »

N'est-ce pas encore ici le cas de répéter avec le roi Salomon : *Nil novi sub sole?...* « Qu'est-ce qui a été? dit le sage roi : ce qui sera. Qu'est-ce qui sera? ce qui a été; rien de nouveau sous le soleil (1)! »

Expliquons maintenant par quel procédé on produit habituellement l'hypnotisme ou braidisme.

Prenez un objet brillant, une boule de métal poli, un bouchon de carafe taillé à facettes, une pièce d'argent, etc., et placez cet objet à 20 ou 25 centimètres des yeux du sujet, un peu au-dessus du front. Engagez-le à concentrer toute son attention sur l'objet et à ne pas le quitter des yeux, malgré le titillement qui chatouillera tout à l'heure les conjonctives.

Il se produira d'abord un peu de larmoiement; puis, au bout de quelque temps, la pupille se contractera pour se dilater et se contracter encore, comme pendant le sommeil. Bientôt elle sera devenue insensible à la lumière. Le pouls deviendra irrégulier; les membres se contracteront et deviendront rigides, comme dans la catalepsie; les idées seront confuses; il se produira de la céphalalgie, du ver-

(1) *Ecclésiaste.*

tige, de la pesanteur de tête, une perte plus ou moins grande de la conscience, et enfin l'hypnotisme aura lieu.

Dans cet état, la raison et la mémoire paraissent endormies, l'imagination est très exaltée, la volonté est inerte ou à peu près; et si l'opérateur *suggère* une idée à son sujet, c'est-à-dire lui dit de croire ceci ou cela parce que c'est la réalité, quelque absurde que soit cette idée, le sujet s'y soumettra et l'adoptera, car il est incapable de rentrer en lui-même, d'analyser cette *suggestion* et, dépourvu momentanément de volonté, il agira irrésistiblement d'après l'idée suggérée.

Cependant, dans la presque totalité des cas, on endort tout bonnement le sujet à l'aide des pratiques que j'ai exposées dans mon ouvage intitulé « Magnétisme et Somnambulisme » (1), c'est-à-dire par le contact prolongé des pouces et les passes magnétiques; et quand le sujet est bien en communication avec son magnétiseur habituel, quand il est entièrement sous sa domination, celui-ci l'endort même à distance, sans le voir et sans en être vu, comme je le démontrerai tout à l'heure en citant quelques expériences de nos plus habiles praticiens (*Voyez* pages 19, 24, 29, etc.).

Dans l'état hypnotique les sens peuvent être absolument pervertis; la mémoire disparaît. Si vous suggérez au sujet qu'il est l'empereur Napoléon Ier, il le croira effectivement et parlera, *écrira*, comme il est persuadé que le faisait ce souverain. Dites-lui qu'il a six ans à peine et il tombera en enfance, parlera et gesticulera comme un bambin; dites-lui qu'il a quatre-vingts ans : ses allures et tout son être prendront aussitôt l'allure et la manière d'être d'un vieillard (*Voyez* page 28, 31). On produit chez lui les hallucinations les plus complètes des sens on arrivera par la suggestion à lui faire croire qu'il voit réellement quelqu'un sur un siège vide, et il décrira les vêtements de cette personne fictive, tels que vous les décrivez vous-même mentalement. Suggérez que votre main est pleine de tabac et faites-là sentir au sujet : il éternuera.

Suggérez-lui qu'un orchestre joue, et il entendra de la musique. (Expériences de Hack Tuke). Suggérez à une personne qu'elle mâche

---

(1) *Magnétisme et Somnambulisme*, par E. Santini. 1 vol. 1 fr. chez Le Bailly, éditeur, Paris.

du tabac ou quelque autre substance, à saveur âcre et forte, son visage manifestera aussitôt la plus vive répugnance.

On suggéra à une personne hypnotisée qu'elle était couverte d'abeilles... Aussitôt elle se mit à crier, à manifester tous les signes de la plus grande frayeur, à secouer ses habits, à se frotter la tête et les mains comme pour les débarrasser des dangereux insectes, et enfin elle se déshabilla. On suggéra à une autre qu'elle avait un violent mal de dents. Aussitôt elle donna les marques d'une intolérable douleur..... Ce sont là, évidemment, des hallucinations de la sensibilité générale.

On s'est demandé quelle était réellement la cause initiale de l'hypnotisme et jusqu'à quel point la fixité des globes oculaires était utile, comme aussi la contention de l'esprit. MM. Demarquay et Giraud-Teulon estiment que l'*attention* n'est pour rien dans ce phénomène, et ils l'attribuent exclusivement à la fixité du regard. M. Braid croit, au contraire, qu'il faut faire la part à l'intelligence du sujet, sans laquelle le phénomène ne se produirait pas. Mais MM. Demarquay et Giraud-Teulon, pour appuyer leur thèse, citent cette expérience faite bien souvent, — et avec succès, — par eux et d'autres personnes, et qui consiste à plonger un coq ou une poule dans un état d'immobilité, avec insensibilité plus où moins complète, rien qu'en lui plaçant le bec sur le sol et en tirant à la craie sur le sol une ligne droite vers laquelle ses yeux se trouvent ainsi à converger. La fixité des prunelles est donc un élément considérable dans le phénomène de l'hypnotisme. Cependant la *vue* n'est pas absolument nécessaire puisque l'on hypnotise des aveugles auxquels on fait tenir convergents les axes optiques.

Mais, ainsi que je l'ai dit plus haut, une personne impressionnable, nerveuse, aux sens délicats et facilement surexcitables, surtout si elle a déjà été souvent hypnotisée (les femmes hystériques principalement), entrera en sommeil artificiel rien que par la contention de son esprit, par le seul fait de son désir et de son attention expectative, en dehors de toute manœuvre extérieure physique. Donc, dans le braidisme ou hypnotisme, ce n'est pas tant l'objet brillant placé devant les yeux, ou tout autre objet, qui produisent le phénomène, mais bien aussi l'attention soutenue déterminée par la présence de cet objet et l'attente de ce qui va se passer.

Dans le sommeil artificiel le sujet soumis à la suggestion pense et agit comme le veut l'opérateur ; mais, à son réveil, il ne se rappelle plus rien, ni ce qu'il a pu dire, ni ce qu'il a pu faire; et presque toujours, endormi de nouveau, endormi même un an après et plus, il se rappelle exactement, pour l'oublier encore au réveil, tout ce qu'il a dit ou fait dans ce sommeil antérieur.

Pour réveiller le sujet, il suffit d'une secousse, d'un grand bruit fait à ses côtés, de passes magnétiques faites en sens inverses, ou de la simple volonté de l'opérateur avec insufflation plus ou moins prolongée sur les paupières.

Le braidisme a une grande influence thérapeutique. Dans l'insomnie et l'irritation nerveuse, il a souvent apporté un concours extrêmement efficace aux pratiques ordinaires de la médecine, et bien des malades, soulagés une fois par le sommeil hypnotique, le demandent ensuite avec instance pour calmer leurs douleurs. « Nous nous sommes assurés, disent MM. Demarquay et Giraud-Teulon, que des douleurs utérines suraiguës, qui tourmentaient jour et nuit de malheureuses femmes et leur arrachaient des plaintes amères, se trouvaient suspendues à chaque séance d'hypnotisme pendant la durée de cet état spécial du système nerveux, et remplacées par un soulagement complet qui se prolongeait pendant une moyenne de vingt heures. Ce soulagement était si réel, si incontestable et si évident que les malades, lorsqu'on les allait voir, demandaient tout d'abord à être hypnotisées. Une jeune demoiselle qui souffrait cruellement de douleurs névralgiques du bassin (par suite d'une violente contusion avec fracture), et qui n'avait été soulagée ni par l'opium, ni par le chloroforme, administrés pendant une nuit entière, fut calmée comme par enchantement, et pour vingt heures, par l'hypnotisme. La même sédation se reproduisit encore les deux jours suivants. »

Ainsi que je le dis dans mon ouvrage cité plus haut, que de faits scientifiques de la plus haute importance découverts aujourd'hui seulement, paraît-il, étaient connus de toute antiquité?... que de soi-disant miracles, reconnus pour tels et ayant procuré la canonisation à bien des gens qui ne s'en doutent guère aujourd'hui et qui n'y songeaient pas de leur vivant, nous apparaissent maintenant comme des actes purement naturels, tenant à un état particulier du

★

système nerveux, à l'hystérie, à une névrose, etc...? Rappelez-vous la guérison des deux malades par l'empereur Vespasien; rien qu'en leur imposant les mains, absolument comme le faisait Jésus-Christ, absolument comme le font aujourd'hui nos médecins par le traitement hypnotique (1)?...

Et la question que chacun se pose relativement à la suggestion *parlée* ou *mentale* pendant le sommeil hypnotique, suggestion suivie d'effets presque toujours certains, d'exécution ponctuelle des ordres donnés ou des sensations que l'on veut être ressenties, *même après le réveil*, est celle-ci : en quoi consiste cette étrange influence d'une personne sur une autre? Comment celle-ci n'a-t-elle, comme pensée et comme volonté, que celles de l'opérateur? Comment un homme exécute-t-il, deux ou trois jours après qu'un ordre lui a été donné pendant le sommeil hypnotique, les prescriptions indiquées? Mystère encore, et mystère pendant bien longtemps, malgré les nombreuses explications que l'on essaie vaguement de donner.

Mais, quand la suggestion est purement *mentale*, c'est-à-dire quand l'opérateur, en face de son sujet, lui donne *mentalement* un ordre et que cet ordre est ponctuellement exécuté, n'y a-t-il pas là quelque chose d'absolument extraordinaire et éloignant toute idée de compérage et de charlatanisme?

Qu'est-ce que la *suggestion mentale?*

M. A. Ruault, dans son travail sur le *mécanisme de la suggestion mentale hypnotique*, donne la définition suivante :

La suggestion hypnotique dite « mentale » *est l'influence que la pensée de l'hypnotiseur exerce, dans un sens déterminé, soit sur la pensée de l'hypnotisé, soit sur l'apparition sur cet hypnotisé de phénomènes somatiques* (2) *de nature hypnotique, sans que la pensée de l'hypnotiseur soit accompagnée de signes extérieurs dont il ait conscience et qui soient appréciables aux sens des assistants.*

D'après ce praticien, comme dans l'état de somnambulisme l'acuité des sens est exaltée au suprême degré, qui donc sait si un bruit, un mouvement imperceptibles à notre ouïe dans l'état de veille ne sont

(1) Voir *Magnétisme et Somnambulisme*, par J. de Riols (E. Santini), page 25. 1 vol. 1 fr. chez Le Bailly, éditeur, Paris.

(2) Physiques, corporels.

pas perçus par l'oreille de l'hypnotisé, puisque la puissance de son ouïe est triplée, décuplée, centuplée peut-être?....

Sait-on si, *quand on pense*, on n'a pas une *parole intérieure?*

Il est évident qu'on n'entend même pas soi-même le moindre des bruits produits par cet acte, mais tout porte à croire qu'il existe, surtout quand la pensée est fort active.... Dans ce dernier cas, elle se traduit d'ailleurs par des gestes et des attitudes, des mouvements, absolument involontaires dont chacun est témoin tous les jours.

Voyez ce joueur de billard : il suit attentivement des yeux la bille qu'il vient de frapper; elle se dirige vers le but à atteindre; il a le plus violent désir de voir réussir son coup et, inconsciemment, son corps, obéissant aux vives impulsions de sa pensée, se penche à droite ou à gauche selon les sinuosités du trajet de la bille, comme s'il voulait lui donner une partie de sa force pour l'amener au but....

Et savons-nous comment nous entendrions, si notre ouïe était vingt fois plus exaltée? Savons-nous si nous n'entendrions pas les mouvements musculaires internes de notre corps, absolument imperceptibles même au microphone? Et si, par conséquent, nous ne serions pas aptes à percevoir ceux qui accompagnent sans doute la pensée? Et ne pourrions-nous alors différencier nettement tous les minuscules bruits perçus ainsi, comme nous distinguons parfaitement, au milieu du vacarme de la rue, le léger battement du balancier de notre montre quand nous l'approchons de notre oreille pour nous assurer qu'elle n'est pas arrêtée, malgré les bruits divers et considérables produits par les voitures qui s'entre-croisent autour de nous, les cris des marchands, etc. ?.... « Dernièrement, dit M. Ruault, M. Paul Tannery (1) a proposé ce mode d'interprétation de la suggestion mentale, en supposant que les bruits musculaires très faibles de la *parole intérieure* pouvaient avoir quelque importance comme mode de transmission de la pensée. Plus récemment, M. Ch. Féré (2) a émis une hypothèse analogue tendant à établir que cette transmission de la pensée se fait aussi à l'aide de la parole intérieure perçue, non par l'ouïe, mais par la vue, qui en saisit les mouvements d'articulation extrêmement faibles provoqués par les images motrices des mots. C'est une loi

(1) P. Tannery, *Revue philosophique*, t. XIX, 1885, p. 113.

(2) Ch. Féré, *Revue philosophique*, t. XXI, 1886, p. 247.

généralement admise en physiologie que l'idée d'un acte volontaire est une tendance à cet acte, tendance d'autant plus forte que la volition l'est aussi davantage. A un moment donné cette tendance devient une ébauche de cet acte même. Lorsque l'expérimentateur veut suggérer mentalement à son somnambule de lever la jambe, il dit en lui-même : « Levez la jambe! Je veux que vous leviez la jambe!... » Et plus il veut donner cet ordre, plus il tend à articuler ces mots. On conçoit donc que le sujet puisse, comme le sourd-muet mais avec plus de délicatesse, discerner ces mots presque articulés, par l'observation des mouvements extérieurs que détermine chez l'hypnotiseur le jeu très atténué des organes de la parole. Or, il importe de le remarquer, l'hypnotiseur, qui fait des expériences de suggestion *mentale*, s'adresse à un sujet qu'il connaît déjà et sur lequel il fait, souvent depuis longtemps, des expériences de suggestion *verbale*, beaucoup moins variées en réalité qu'en apparence. Ce qu'il veut suggérer *mentalement*, il l'a souvent suggéré *verbalement*.

L'habitude et l'éducation hypnotiques interviennent ici puissamment ; les séries différentes d'idées énoncées amènent avec elles chez l'hypnotiseur des séries parallèles de gestes, d'attitudes, de jeux de physionomie, lesquelles persistent, bien qu'à l'état d'ébauche, lorsque les paroles ne sont plus prononcées. Il finit par s'établir ainsi, entre le sujet et l'opérateur, une sorte de langage des signes, rudimentaire il est vrai, et dont l'opérateur n'a pas conscience, mais réel, et dans lequel les séries de mouvements, d'attitudes, de jeux de physionomie en question se décomposent en groupes dont chacun représente une idée (1).

Tout cela est certainement fort ingénieux; mais, en l'état de nébulosité où se trouve actuellement la science hypnotique, surtout au point de vue de la suggestion mentale (car pour la suggestion verbale les explications plausibles ne manquent pas), il y a lieu de croire qu'il existe autre chose. Cet « *autre chose* », inconnu aujourd'hui, sera découvert plus tard, dans un temps plus ou moins long, à moins qu'on ne se désintéresse peu à peu de ces sortes d'études physiologiques, mais il existe.

---

(1) *Bulletin de la Société de Psychologie physiologique*, année 1886, feuilles 6, 7, 8, page 99.

Et je ne veux pour preuve que le témoignage de ces mêmes savants dont la véracité ne peut être suspectée, puisque leur science et leur bonne foi sont universellement reconnues, puisqu'ils sont eux mêmes incrédules d'abord et toujours sceptiques ensuite, et qu'ils contrôlent minutieusement leurs propres expériences, les répétant dix, quinze, vingt fois avant d'en parler, de façon à éliminer toutes celles dont le succès pourrait avoir été amené par un hasard fortuit; puisqu'ils se refusent même à citer celles qui ne leur présentent pas un caractère d'absolue authenticité scientifique.... Je n'en veux pour preuve que la SUGGESTION MENTALE A DISTANCE, dont je donnerai tout à l'heure, comme venant d'eux-mêmes, les expériences faites par ces éminents praticiens. (*Voir* pages 14, 18.) Qu'ont à voir, dans ces expériences prodigieuses, les *bruits musculaires de la parole intérieure*, et les *séries parallèles de gestes*, *d'attitudes*, *de jeux de physionomie*, *lesquelles persistent*, *bien qu'à l'état d'ébauche*, *lorsque les paroles ne sont plus prononcées?*... Comment se fait-il que le sujet, enfermé dans sa chambre, obéisse immédiatement à l'ordre que lui donne *mentalement* son magnétiseur de *s'endormir* ou de *se réveiller*, alors que celui-ci se trouve éloigné de lui de 6 ou 700 mètres? (*Voir* pages 16, 17, 20.) Comment expliquer l'histoire de cette dame rapportée par M. J. Héricourt à la Société de psychologie physiologique (1), qui avait été soumise pendant quelque temps à son expérimentation et chez laquelle, dit-il, il n'a jamais pu provoquer la suggestion mentale, mais qui s'endormait uniquement lorsqu'il *voulait* qu'elle s'endormît, et qui ressentait une sensation douloureuse dans la région précordiale lorsqu'il *pensait* à elle? (*Voyez* page 25.)

La presse s'est beaucoup occupée, dans ses derniers temps, des expériences extraordinaires faites par d'éminents docteurs, les Charcot, les Bernheim, etc. On s'est demandé, — car l'on s'emballe toujours vers l'extrême dès qu'une nouvelle branche des sciences est exploitée; — on s'est demandé si l'on ne devrait pas tenir compte, dans l'examen de certains crimes, de la part que pourrait y avoir la suggestion verbale ou mentale... Un homme en assassine un autre; il ne sait à quel sentiment il a obéi; il était surexcité, il

(1) J. Héricourt. *Revue physiologique*, t. XXI, 1886, p. 200.

voyait rouge, et il a tué sa victime comme il en aurait tué une autre; simplement pour tuer... Un hypnotiseur voulant se venger de quelqu'un ne l'a-t-il pas poussé à commettre cet acte, tel jour et à telle heure?...

C'est à voir, mais sans trop d'emballement pourtant. Portez largement vos recherches sur la névrose et l'alcoolisme; le champ est assez large. Car n'oublions pas que, pour qu'une hystérique, un névrosé, *un sujet*, obéisse ainsi à quelqu'un, il faut qu'il soit depuis longtemps soumis à son influence, *qu'il soit en rapport avec lui*, comme disent les praticiens du magnétisme; et cela nécessite de longues séances, des pratiques continuelles, bien suivies, que l'on ne fait pas sur le premier venu, qui sont connues des intimes de l'un et de l'autre acteur; le résultat probable d'une semblable suggestion ne pourrait jamais passer inaperçu. (*Voir* page 26.)

Le cadre de cet ouvrage m'obligeant à me restreindre je vais maintenant citer quelques expériences que je prends dans le *Bulletin de la Société de Psychologie physiologique* et qui suffiront à démontrer, je l'espère, que cet hypnotisme dont on parle tant aujourd'hui, et qui a tant d'adeptes et de détracteurs, est une science véritable, très étudiée, qui est loin d'avoir dit son dernier mot, et qui est appelée à devenir l'un des plus précieux auxiliaires de la médecine.

II. — EXPÉRIENCES. — Choix d'expériences sur la suggestion hypnotique *verbale* ou *mentale*; actes à accomplir pendant l'état somnambulique ou après le réveil, immédiatement ou à des intervalles déterminés; écriture suggérée, etc.

1° SUGGESTION MENTALE :

Actes à accomplir après le réveil.

Voici un fait de suggestion mentale que j'ai observé avec le docteur Liébeault. Le sujet est un jeune homme, très bon somnambule, bien portant, un peu timide. Il accompagnait chez M. Liébeault sa cousine, très bonne somnambule aussi, et qui est traitée par l'hypnotisme pour des accidents nerveux.

M. Liébeault endort le sujet et lui dit pendant son sommeil : —

« A votre réveil vous exécuterez l'acte qui vous sera ordonné *mentalement* par les personnes présentes. » J'écris alors au crayon sur un papier ces mots : « Embrasser sa cousine. » Ces mots écrits, je montre le papier au docteur Liébeault et aux quelques personnes présentes en leur recommandant de le lire des yeux seulement et sans prononcer même des lèvres une seule des paroles qui s'y trouvent, et j'ajoute : « A son réveil vous penserez fortement à l'acte qu'il doit exécuter, sans rien dire et sans faire aucun signe qui puisse le mettre sur la voie. » On réveille alors le sujet et nous attendons tous le résultat de l'expérience. Peu après son réveil nous le voyons rire et se cacher la figure dans ses mains, et ce manège continue quelque temps sans autre résultat. Je lui demande alors : « Qu'avez-vous ? — Rien. — A quoi pensez-vous ? » — Pas de réponse. — « Vous savez, lui dis-je, que vous devez faire quelque chose à quoi nous pensons. Si vous ne voulez pas le faire, dites-nous au moins à quoi vous pensez. — Non. » Alors je lui dis : « Si vous ne voulez pas le dire tout haut, dites-le moi bas à l'oreille, » et je m'approche de lui — « *A embrasser ma cousine,* » me dit-il. Une fois le premier pas fait, le reste de la suggestion s'accomplit de bonne grâce. (Docteur BEAUNIS, *Bull. de la Soc. de Psych. physiol.*, 1885, *tome* I, p. 39.)

2° SOMMEIL PROVOQUÉ A DISTANCE.

Par la suggestion mentale.

Il s'agit ici d'une jeune fille âgée de quatorze ans à laquelle le docteur Dusart, fut appelé, en 1869, à donner des soins pour des troubles hystériques graves ; paralysie de la vue et de l'odorat, perversion du sens du goût, abolition des mouvements et de la sensibilité dans le bras droit et dans les deux jambes, œsophagisme, rachialgie, tendance au suicide. Les n^{os} des 15 et 30 mai 1875, de la *Tribune médicale* mentionnent ces expériences et, à cette époque, ainsi que le fait remarquer le docteur E. Gley dans un article du *Bulletin de la Société de Psychologie physiologique*, l'étude scientifique de l'hypnotisme et de ses divers états allait à peine commencer.

Pour faire cesser la résistance de la jeune fille à l'alimentation — n'oublions pas qu'elle avait la monomanie du suicide — le docteur

Dusard résolut d'employer le sommeil magnétique. Il l'endormit donc au moyen de passes, comme il l'avait vu faire autrefois à des magnétiseurs, notamment au docteur Aran, médecin des hôpitaux. Voici comment il expose les résultats de quelques-unes de ses expériences sur cette jeune fille :

« J'avais observé que quand, en faisant des passes, je me laissais distraire par la conversation des parents, je ne parvenais jamais à produire un sommeil suffisant, même après un long espace de temps. Il fallait donc faire une large part à l'intervention de ma volonté. Mais celle-ci suffirait-elle sans le secours d'aucune manifestation extérieure ? Voilà ce que je voulais savoir.

« A cet effet, j'arrive un jour avant l'heure fixée la veille pour le réveil et, sans regarder la malade, sans faire un geste, je lui donne *mentalement* l'ordre de s'éveiller : je suis aussitôt obéi. A ma volonté, le délire et les cris commencent. Je m'assieds alors devant le feu, le dos au lit de la malade, laquelle avait la face tournée vers la porte de la chambre, je cause avec les personnes présentes, sans paraître m'occuper des cris de Mlle J... ; puis, à un moment donné, sans que personne se fût aperçu de ce qui se passait en moi, je donne *l'ordre mental* du sommeil, et celui-ci se produit. Plus de *cent fois* l'expérience fut faite et variée de diverses façons ; l'ordre mental était donné sur un signe que me faisait le docteur X..., et toujours l'effet se produisait. Un jour, j'arrive lorsque la malade était éveillée et en plein délire ; elle continue, malgré ma présence, à crier et à s'agiter, je m'assieds et j'attends que le docteur X... me donne le signal. Aussitôt celui-ci donné, l'ordre mental formulé, la malade se tait et s'endort. — « Vous saviez que j'étais là depuis quelque temps ? — Non, monsieur ; je ne me suis aperçue de votre présence qu'en sentant le sommeil me gagner ; j'ai eu alors conscience que vous étiez assis devant le feu... »

« Je donnais chaque jour, avant de partir, l'ordre de dormir jusqu'au lendemain à une heure déterminée. Un jour, je pars, oubliant cette précaution ; j'étais à 700 *mètres* quand je m'en aperçus, ne pouvant retourner sur mes pas, je me dis que, peut-être, mon ordre serait entendu, malgré la distance, puisqu'à 1 ou 2 mètres un ordre mental était exécuté. En conséquence je formule l'ordre de dormir jusqu'au lendemain 8 heures, et je poursuis mon chemin. Le lendemain j'arrive à 7 heures et demie; la malade dormait; « Comment se fait-il que vous dormiez encore? — Mais, monsieur, je vous obéis. — Vous vous trompez; je suis parti sans vous donner aucun ordre. — C'est vrai; mais cinq minutes après, je vous ai parfaitement entendu me dire de dormir jusqu'à 8 heures. Or, il n'est pas encore 8 heures. « Cette dernière étant celle que j'indiquais ordinairement, il était possible que l'habitude fût la cause d'une illusion et qu'il n'y eût ici qu'une simple coïncidence. Pour en avoir le cœur net et ne laisser prise à aucun doute, je commandai à la malade de dormir jusqu'à ce qu'elle reçût l'ordre de s'éveiller.

« Dans la journée, ayant trouvé un intervalle libre, je résolus de compléter l'expérience. Je pars de chez moi (7 *kilomètres de distance*), en donnant l'ordre du réveil. Je constate qu'il est 2 heures. J'arrive et trouve la malade éveillée. Les parents, sur ma recommandation, avaient noté l'heure exacte du réveil. C'était rigoureusement celle à laquelle j'avais donné l'ordre. Cette expérience, plusieurs fois renouvelée, à des heures différentes, eut toujours le même résultat.

« .... Mais voici qui paraîtra plus concluant encore.

« Le 1er janvier, je suspendis mes visites et cessai toutes relations avec la famille. Je n'en avais plus entendu parler, lorsque, le 12, faisant des courses dans une direction opposée et me trouvant à 10 *kilomètres* de la malade, je me demandai si, malgré la distance, la cessation de tous rapports et l'intervention d'une tierce personne (le père magnétisant désormais sa fille), il me serait encore possible de me faire obéir. Je défends à la malade de se laisser endormir; puis, une demi-heure après, réfléchissant que si, par extraordinaire, j'étais obéi, cela pourrait causer préjudice à cette malheureuse jeune fille, je lève la défense et cesse d'y penser.

« Je fus fort surpris lorsque le lendemain, à 6 heures du matin, je vis arriver chez moi un exprès portant une lettre du père de Mlle J... Celui me disait que la veille, 12, à 10 heures du matin, il n'était arrivé à endormir sa fille qu'après une lutte prolongée et très douloureuse. La malade, une fois endormie, avait déclaré que, si elle avait résisté, c'était sur mon ordre et qu'elle ne s'était endormie que quand je l'avais permis.

« Ces déclarations avaient été faites vis-à-vis de témoins auxquels le père avait fait signer les notes qui les contenaient. J'ai conservé cette lettre, dont M. J... me confirma plus tard le contenu en ajoutant quelques détails circonstanciés. »

Telle est, dans les points les plus importants, dit le docteur *E. Gley*, cette intéressante observation. Elle mérite l'attention, ce semble, pour la rigueur vraiment scientifique avec laquelle elle paraît avoir été prise; et peut-être a-t-elle d'autant plus de valeur qu'elle est due à un médecin qui, ne sachant presque rien de l'hypnotisme, observant d'ailleurs à une époque où *l'on n'étudiait* pas encore ces questions, cherchant dans un but tout médical et non pour faire des expériences, ne pouvait sans doute pas ne pas être de bonne foi, aussi bien vis-à-vis de lui-même que vis-à-vis des faits.

3° SUGGESTION MENTALE

Pendant le sommeil provoqué à distance. — Actes provoqués. — Douleurs ressenties.

Le docteur P. Janet rapporte comme suit les expériences faites par lui-même pour contrôler ses expériences antérieures en collaboration avec le docteur Gibert, et celles des docteurs Richet, Beaunis et Héricourt :

« ..... C'est surtout sur le sommeil provoqué à distance qu'ont porté ces nouvelles recherches, car le fait est de la plus grande importance et semble assez facile à vérifier. Comme je tenais à m'assurer de la réalité de ce phénomène, j'ai cherché à le produire moi-même à plusieurs reprises et avec toute la précision possible et c'est sur le récit de ces expériences que j'insisterai tout d'abord. »

« Mme B... était de retour au Havre depuis le 10 février; elle était restée en très bonne santé et n'avait éprouvé depuis son dernier voyage aucun accident nerveux. Une seule fois elle avait été indisposée, disait-elle, et dans les circonstances que voici : une personne du pays où elle se trouvait, et qui l'endormait autrefois avec la plus grande facilité, avait essayé de produire à nouveau sur elle le sommeil magnétique. Elle s'y prit à plusieurs reprises, fit tous ses efforts pendant trois heures consécutives et ne parvint pas à l'endormir. Mme B..., à la suite de cette tentative, eut une forte migraine et une indisposition de quelques jours; d'ailleurs elle ne comprenait point ce qui s'était passé ; elle croyait naïvement que personne ne pourrait plus l'endormir et que nous-mêmes nous n'y réussirions pas. Nous n'avions cependant aucune inquiétude à ce sujet, car nous nous souvenions que, la veille de son départ du Havre, pendant la dernière séance de somnambulisme du 14 octobre, M. Gibert lui avait défendu d'être endormie par personne en dehors du Havre. Cette suggestion avait été faite *mentalement*, c'est-à-dire que M. Gibert n'avait fait que *penser* ce commandement, en approchant son front de celui de la somnambule. Cependant je ne puis pas rapporter ce fait comme un exemple précis de suggestion mentale, car je ne suis pas certain que nous n'ayons pas discuté devant elle pendant son sommeil la possibilité d'une pareille suggestion. En tous les cas, on voit qu'elle avait parfaitement réussi pendant quatre mois. Dès que Mme B... fut avec nous, sans lui rien expliquer, M. Gibert lui pressa la main comme autrefois, et elle s'endormit en deux minutes; je l'endormis moi-même le lendemain avec la plus grande facilité en quelques minutes.

« J'ai essayé en l'endormant souvent moi-même d'acquérir sur cette femme une sorte d'influence assez grande pour pouvoir tenter avec quelques chances de succès le commandement du sommeil à distance. Pendant les premières séances, j'ai donc endormi Mme B... en lui tenant la main ou le pouce, sans essayer d'autres procédés. L'état hypnotique une fois produit, je l'ai étudié et analysé afin d'en distinguer autant que possible les caractères et les phases, et c'est le résumé de ce travail que M. Ch. Richet a eu l'obligeance de recevoir à la *Revue Scientifique*. Au bout de quelque temps, je parvins à produire le sommeil plus rapidement. Il me fallait autrefois trois à quatre minutes et quelquefois plus pour endormir Mme B... ; maintenant je produisais le sommeil en moins d'une demi-minute. Il n'était plus non plus nécessaire de fixer la pensée sur l'ordre du sommeil pour endormir Mme B... ; l'action physique exercée sur son point hypnogène au pouce remplaçait toute autre influence. Le commandement mental conservait toute son importance quand on ne touchait pas le sujet, quand on l'endormait par suggestion mentale en se plaçant dans la même chambre. Cette expérience réussissait encore très facilement, mais il n'était pas certain que l'attitude du magnétiseur ne jouât pas dans la production du sommeil un plus grand rôle que sa pensée.

« Après une dizaine de séances, pendant lesquelles j'avais endormi moi-même six fois Mme B..., j'ai essayé de lui commander le sommeil sans être auprès d'elle, mais en me tenant dans une chambre voisine. L'expérience réussit bien; après avoir passé cinq minutes à l'endormir, j'entrai dans sa chambre et je la vis complètement endormie, la tête et le corps penchés fortement du côté où je me trouvais précédemment. L'expérience n'est cependant pas concluante, car Mme B... se doutait évidemment de mon intention.

« Le 22 février, après quatorze séances de somnambulisme, et après l'avoir endormie moi-même huit fois, j'ai essayé pour la première fois de lui commander le sommeil de loin (1). J'étais chez moi, à une distance de 4 à 500 mètres du pavillon où se trouvait Mme B..., quand j'ai essayé de concentrer ma pensée sur l'ordre du sommeil, comme je l'avais fait souvent devant elle. Je n'y mis peut-être ni la conviction ni le temps nécessaires, car je n'y pensai guère plus de cinq minutes. D'ailleurs je n'allai auprès d'elle qu'une heure plus tard, persuadé d'avance du peu de succès de mon entreprise. A mon grand étonnement les personnes de la maison m'avertirent que Mme B... était fort indisposée depuis une heure : elle avait été prise d'étourdissements, et forcée d'interrompre son travail. Elle avait dû, pour se remettre, boire un verre d'eau et se laver la figure et les mains. Mme B... me raconta elle-même son indisposition, qu'elle ne s'expliquait pas; il est bon de remarquer à ce propos qu'à l'état de veille Mme B... ne soupçonne pas du tout que l'on puisse l'endormir de loin. Cette coïncidence au moins singulière montrait deux choses :

« 1° Que j'avais peut-être une certaine action sur cette femme, même de loin, et qu'il y avait lieu de recommencer plus sérieusement;

« 2° Que, pour une raison quelconque, soit par défaut d'accoutumance, soit grâce à l'action de l'eau froide, Mme B... pouvait résister encore à cette action et ne s'endormait pas.

« Pendant deux jours encore je l'ai endormie de près en la touchant, sans qu'il y eût d'autres incidents. Je lui ai demandé, pendant son état de veille, de ne plus mettre ainsi ses mains dans l'eau; sans rien lui expliquer, je lui ai persuadé, ce qui n'était pas sans vérité, qu'elle

---

(1) Pour étudier le sommeil provoqué à distance, il n'y a pas d'expérience plus *simple* que celle-ci : commander le sommeil de l'endroit où on se trouve *pour une heure quelconque de la journée.*

se faisait grand mal en luttant ainsi contre un étourdissement passager. Je lui fis même cette défense pendant l'état somnambulique, accentuant ainsi mes recommandations par la force de la suggestion, et, le 25 février, sans prévenir personne, je recommençai la même expérience. Dans les mêmes conditions, vers cinq heures du soir, je pense à l'endormir. J'y pense le plus fortement possible et à peu près sans distraction pendant huit minutes; puis je me rends immédiatement auprès d'elle. Elle était étendue sur un canapé et plongée dans le plus profond sommeil; aucune secousse ne peut la réveiller. Mais, si je lui serre les doigts ou si je lui touche légèrement la peau du bras, les muscles sous-jacents se contractent fortement; si je lui ouvre les yeux à la lumière, elle entre en catalepsie vraie avec l'immobilité caractéristique des attitudes; si je lui referme les yeux, elle retombe dans l'état précédent. Elle était donc bien en état de sommeil hypnotique qui avait commencé, par une coïncidence des plus étranges, justement quelques minutes avant mon arrivée. D'ailleurs, elle ne tarde pas à s'agiter et à parler dans le somnambulisme lucide : elle manifeste une grande joie de me sentir près d'elle et sait très bien que c'est moi qui l'ai endormie à cinq heures.

« ..... Le 2 mars, je recommence le même commandement de chez moi à trois heures de l'après-midi. Je ne la rejoins qu'une heure après, et je la trouve dans une singulière attitude. Elle était assise et cousait une serviette; les yeux étaient ouverts, les mouvements continuaient à se produire très régulièrement, mais avec une lenteur extraordinaire : elle cousait à peine trois ou quatre points par mintue. Je lui prends le bras sans rien dire et le mets en l'air; il reste immobile : elle était en véritable catalepsie et cet état durait, au grand étonnement des personnes présentes, depuis une heure. Elle avait peu à peu cessé de répondre aux questions et était restée ainsi immobile. Je lui baisse les paupières; aussitôt elle tombe en arrière et, dans cet état de somnambulisme à forme léthargique, elle ne cesse de répéter : « Oh ! j'ai sommeil... Vous me faites mal de me réveiller... J'ai sommeil, je vais tomber... Vous me faites mal de me parler... M. Janet ne vient pas... Quand est-ce qu'il va venir?... » Dans un instant de lucidité, elle me reconnaît, me saisit les mains avec un cri de satisfaction, et alors se rendort paisiblement et sans rêver.

« .... Quant aux *suggestions d'actes* faites par la pensée, je n'ai pas eu le temps de m'en occuper aussi sérieusement que du sommeil provoqué à distance, et je n'ai pas obtenu moi-même de résultat bien net. Mais M. Gibert a essayé trois fois ces suggestions mentales et avec plus de succès.

« Le 19 avril il lui suggère par la pensée de venir au-devant de nous à trois heures *le lendemain*. A l'heure dite, elle se tenait près de la porte et s'avança vers moi, mais elle s'enfuit à la vue d'autres personnes.

« La suggestion fut bien plus curieuse le 22 avril devant MM. Myers de Cambridge, M. Ochorovicz et M. Mariller. Ces messieurs la choisirent eux-mêmes et en virent le lendemain l'exécution complète.

« Quelques jours plus tard, ces messieurs étant partis, M. Gibert suggéra à Mme B... d'arroser le jardin; le lendemain, à deux heures vingt, elle prit un seau, le remplit d'eau et arrosa le bas du jardin. Après l'acte elle se retira et ne s'endormit pas; le trouble se dissipa peu à peu.

« Il y a aussi chez Mme B... une sorte d'hallucination produite par suggestion mentale, on peut le dire. Elle paraît éprouver les mêmes sensations que j'éprouve moi-même ou qui sont ressenties par quelqu'une des personnes présentes avec lesquelles elle semble plus particulièrement en relation. *Elle croit boire et manger quand je le fais pendant son sommeil.* Si, même dans une autre chambre, je me pince fortement le bras ou la jambe, elle pousse des cris et s'indigne qu'on la pince ainsi au bras ou au mollet. Enfin mon frère, qui assistait à ces expériences et qui avait sur elle une singulière influence, car elle le confondait avec moi, essaya quelque chose de plus curieux. En se tenant dans une autre chambre, il se brûla fortement le bras pendant que Mme B... était dans cette phase de somnambulisme léthargique où elle ressent les suggestions mentales. Mme B... poussa des cris terribles et j'eus de la peine à la maintenir. Elle tenait son bras droit au-dessus du poignet et se plaignait d'y souffrir beaucoup : Or, je ne savais pas moi-même exactement l'endroit où mon frère avait voulu se brûler. C'était bien à cette place-là. Quand Mme B... fut réveillée, je vis avec étonnement qu'elle serrait encore son poignet droit et se plaignait d'y souffrir beaucoup sans savoir pourquoi. Le lendemain elle soignait encore son bras avec des compresses d'eau fraîche, et le soir je constatai un gonflement et une rougeur très apparente à l'endroit exact où mon frère s'était brûlé; mais il faut remarquer qu'elle s'était touché et gratté le bras pendant la journée. » (Le Havre, 25 mai 1886. Docteur PIERRE JANET. *Bull. de la Soc. de Psychol., physiol.*, année 1886, feuilles 4 et 5, p. 70.)

4° SOMNAMBULISME *à distance.*

« Dans le cours de l'année 1873, étant alors interne à l'hôpital Beaujon, j'ai fait beaucoup d'expériences de somnambulisme et je n'ai pu constater que sur un seul des sujets endormis par moi le somnambulisme à distance.

« C'était une jeune femme d'environ vingt-cinq ans (couchée, si je ne me trompe, au lit n° 11 de la salle des femmes), qui, d'abord difficilement accessible au sommeil, finit, par le fait de l'éducation, par pouvoir être endormie avec une grande facilité. D'abord, je l'endormais par des passes; puis, plus tard, en lui touchant la main; puis, enfin, simplement, en entrant dans la salle.

« Le matin, quand j'entrais dans la salle avec mon chef de service, M. le professeur Le Fort, je la voyais aussitôt, dans le fond de la salle où elle était, endormie. Mais, comme je ne voulais pas qu'elle fût endormie au moment où M. Le Fort serait à côté d'elle, je faisais tous mes efforts pour la réveiller mentalement; et, de fait, elle se réveillait toujours quelques instants avant que M. Le Fort arrivât au lit n° 11.

« S'agissait-il réellement d'un acte de volonté de ma part, soit pour la réveiller, soit pour l'endormir; ou bien s'endormait-elle et se réveillait-elle spontanément? C'est là un point que je n'ai jamais pu bien établir. Et si, comme je vais le raconter, l'expérience n'avait pas été faite d'une autre manière, ce sommeil et ce réveil ne prouveraient absolument rien.

« Un jour, étant avec mes collègues à la salle de garde, à déjeuner — notre confrère M. Landouzy, alors interne comme moi à l'hôpital Beaujon, était présent — j'assurai que je pouvais endormir cette malade à distance, et que je la ferais venir à la salle de garde où nous étions, rien que par un acte de ma volonté. Mais, au bout de dix minutes personne n'étant venu, l'expérience fut considérée comme ayant échoué.

« En réalité l'expérience n'avait pas échoué; car, quelque temps après, on vint me prévenir que la malade se promenait dans les couloirs, *endormie*, cherchant à me parler et ne me trouvant pas; et, en effet, il en était ainsi, sans que je puisse de sa part obtenir d'autre réponse pour expliquer son sommeil et cette promenade vagabonde, sinon qu'elle désirait me parler.

« Une autre fois j'ai répété cette expérience en la variant de la manière suivante :

« Je priai deux de mes collègues de se rendre dans la salle, sous le prétexte d'examiner une malade quelconque; en réalité afin d'observer comment se comporterait le n° 11, que j'aurais, à ce moment, l'intention d'endormir. Quelque temps après ils vinrent me dire que l'expérience avait échoué. Cependant, cette fois encore, elle avait réussi. Car on s'était trompé en désignant à la place du n° 11 la malade voisine, qui, naturellement, était restée parfaitement éveillée, tandis que le n° 11 s'était effectivement endormi. » (Docteur CH. RICHET, *Bull. de la Soc. de Psychol.*, *physiol.* 1885, tome I, p. 33.)

5° SOMNAMBULISME

Provoqué à distance.

« Il s'agit d'une jeune femme de vingt-quatre ans, veuve, d'origine espagnole. Mme D... est petite, maigre, très brune, et a le système pileux très développé. L'examen le plus minutieux n'a pu faire découvrir chez elle aucune tare hystérique personnelle ou héréditaire.

« Quand j'essayai de produire l'hypnotisme chez Mme D..., elle n'avait été soumise auparavant à aucune expérience de cette nature. La première tentative réussit d'ailleurs pleinement, après une dizaine de minutes passées à la regarder fixement et à lui tenir fortement les pouces à pleine main. Par la suite, le même résultat était obtenu soit seulement en la regardant ou en lui touchant la main ou la tête pendant quelques secondes à peine, et puis, enfin, en faisant bien moins encore, comme je le dirai tout à l'heure.

« L'état de Mme D... était alors d'emblée celui du somnambulisme lucide : la conversation était facile, l'intelligence du sujet était vive, sa sensibilité paraissait exaltée et sa mémoire remarquable; toute image évoquée provoquait une hallucination, mais ce phénomènen'apparaissait jamais spontanément. Au réveil, que je provoquais en promenant le doigt sur les paupières supérieures, la mémoire de ce qui venait de se passer était complètement perdue; mais, dans l'état second, elle faisait une chaîne imterrompue des faits de son état de veille et de ceux de sommeil.

« J'ai dit que j'endormais Mme B... avec une facilité chaque jour plus grande. En effet, après quinze jours environ de cet entraînement spécial, je n'avais plus besoin, pour obtenir ce résultat, ni du contact ni du regard : il me suffisait de *vouloir*, tout en m'abstenant de toute espèce de geste qui pût trahir mon intention. Était-elle en conversation animée au milieu de plusieurs personnes, tandis que je me tenais dans quelque coin dans l'attitude de la plus complète indifférence, que je la voyais bientôt, à mon gré, lutter contre le sommeil qui l'envahissait, et le subir définitivement; ou reprendre le cours de ses idées, selon que moi-même je continuais ou cessais d'appliquer ma pensée au résultat à obtenir.

« Mais bientôt ce ne fut plus seulement d'une extrémité à l'autre d'une chambre que je songeai à exercer mon action; d'une pièce à une autre, d'une maison à une autre maison, situées dans des rues plus ou moins éloignées, le même résultat fut encore obtenu.

« Mme D... prétendait que, *toutes les fois que je pensais à elle*, elle ressentait une vive douleur à la région précordiale; c'était, d'ailleurs cette même douleur qu'elle éprouvait encore quand les séances de somnambulisme se prolongeaient, et qui me déterminait à y mettre fin. De fait, après convention préalable, si je voulais que Mme D... descendît de chez elle, je n'avais qu'à m'arrêter dans une rue voisine de la sienne et à lui en donner l'ordre mentalement. Je ne tardais pas à la voir arriver, et toujours elle me disait que *sa douleur au cœur* lui avait indiqué ma présence.

« Ce fut cette douleur précordiale, qui devenait de plus en plus pénible et tendait à revêtir toute l'apparence d'une véritable angine de poitrine, qui me détermina à ralentir, puis à cesser complètement l'entraînement à coup sûr exagéré auquel j'avais soumis Mme D..., à son insu d'ailleurs, car elle ignorait presque toujours même *qu'il s'était passé quelque chose*, et que son existence était ainsi interrompue à de fréquentes reprises. Par contre, Mme D... était devenue franchement hystérique, et les résultats, moins nets qu'au début, commençaient à être troublés par des menaces d'attaques convulsives. Sur ces entrefaites, Mme D... dut s'éloigner, et je la perdis définitivement de vue. » (Docteur HÉRICOUT. *Bull. de la Soc. de Psychol. physiol.*, 1885, tome I, p. 35).

6° EXPÉRIENCES DE SUGGESTION

Pendant le sommeil artificiel.

« J'ai fait quelques expériences sur deux sujets que j'avais vus il y a trois ans, dans une séance donnée ici par M. Hansen, soumis avec succès à l'influence du magnétisme.

« L'un, Hubert R..., est un jeune homme d'une vingtaine d'années, actuellement étudiant à l'Institut agricole de l'État, à Gembloux.

« L'autre, Hector P..., est âgé de vingt-six ans et exerce la profession de boucher dans la même localité.

. . . .

« Pour produire l'hypnose, je n'ai jamais eu recours *qu'à la fixation du regard sur le doigt*, avec convergence supérieure des axes visuels. Une minute suffit pour R..., qui s'endort paisiblement. Quant à P..., quelques secousses convulsives de tout le corps se produisent au bout de trois minutes, puis il s'élance vivement sur le doigt fascinateur : c'est le sommeil.

. . . .

« Un jour je dis à R..., endormi : « Au sortir de chez moi vous me volerez, mais de manière à ne pas être surpris, la loupe qui se trouve sur cette table. » Une demi-heure après, le moment fatal arrivé, R... se lève, fait un demi-tour vers la table en question, escamote l'instrument avec une dextérité rare et prend congé de nous.

« Dans la suite, je lui dis qu'une fois éveillé, il se verra présenter un cultivateur de ses amis, habitant la même localité, et venu pour passer un jour avec lui. Je l'éveille, et peu après lui présente, mais sans mot dire, un étudiant assis à ses côtés depuis le commencement de la soirée : « Tiens, voilà F...! » s'écria-t-il, et aussitôt de se jeter à son cou et de le presser de questions. La conversation dura plus d'une demi-heure. Si elle excita l'hilarité des témoins de cette scène, ce fut aux dépens de l'interlocuteur, qui s'ingénia tout le temps à faire bonne contenance dans le rôle d'un personnage inconnu pour lui.

« Un soir j'ordonne à R... de se rendre, *le lendemain à midi*, chez le pharmacien et de lui demander un morceau d'aloès. L'ordre fut exécuté ponctuellement à l'heure indiquée, et le médicament pris dans la soupe au dîner. Malheureusement, circonstance que j'ignorais, R... devait faire cet après-midi un assez long trajet en chemin de fer : inutile de dire que le voyage fut très accidenté.

« Je lui fis *un dimanche* la suggestion suivante : « *Mercredi prochain* aussitôt après le dîner, vous écrirez à M. le docteur R... que voilà (c'était un médecin militaire d'une localité voisine), une carte postale conçue en ces termes : — J'ai l'honneur de vous apprendre que je viens d'être nommé professeur à l'Institut agricole de l'État à Gembloux. Je vais donner le cours de pisciculture. J'espère qu'à votre première visite à Gembloux vous viendrez me féliciter sur ma nomination. Recevez, etc. » Le vendredi suivant mon confrère me renvoie la carte qui avait été écrite à l'heure susdite et, malgré le ridicule de la chose, dans des termes identiques à ceux qui avaient été suggérés : pas un mot en plus, pas un en moins.

« Il m'avoua dans la suite qu'il ignorait complètement avoir écrit cette carte. Le 20 *décembre*, je lui fais la recommandation suivante : « Le 1er *janvier*, par conséquent pendant vos vacances, vous nous enverrez, à ces trois personnes et à moi, une de vos cartes de visite sur le dos de laquelle vous aurez écrit ce qui suit : — Je viens vous présenter mes meilleurs souhaits. Je vous écris sous l'influence d'une suggestion hypnotique qui m'a été faite le 20 décembre. Je vous adresse ces souhaits du fond du cœur, quoique je ne sache pas ce que je fais en ce moment. » Or, les quatre destinataires ont reçu chacun leur carte à l'époque voulue. Une légère variante existait dans la tournure de la phrase, mais le sens y était tout entier. Aujourd'hui le sujet n'a pas le moindre souvenir de ce qu'il a fait.

. . . .

« Somnambulisme de P...

« C'est dans *l'objectivation des types* (telle que l'a décrite M. Ch. Richet), qu'il réussit à merveille. P... est un jeune homme intelligent, mais qui n'a reçu qu'une bonne éducation d'école primaire supérieure. Il possède une belle voix et fait partie d'une société dramatique de la localité.

« Je l'endors et je le transforme en acteur. Le sujet de la déclamation est laissé à son choix ; un nombreux public est censé l'écouter. Nous assistons alors à une scène que ne rendrait pas mieux un artiste consommé. Pendant plus de dix minutes le pseudo-acteur nous tient sous le charme de sa manière de dire et de faire. Si, pendant ses allées et venues, je touche du doigt, même légèrement, le crâne à droite, le sujet est immobilisé dans l'attitude où je l'ai surpris, et la parole est coupée même au milieu d'un mot ; ce phénomène, qu'on peut faire durer à plaisir, ne cesse qu'avec le retrait du doigt.

« Je le transforme aussi en général, en avocat de cour d'assises.

. . . .

« Dans la dernière séance je lui dis : « Demain, à midi moins un quart, vous quitterez tout pour vous rendre directement chez M. X... (une personne très en vue de la localité). M. X... étant très lié avec M. Beernaert, chef du cabinet, vous lui demanderez son appui pour vous faire octroyer la décoration de chevalier de l'ordre de Léopold. » Le lendemain, à l'heure en question, P... se trouvait au café, en train de jouer une partie de cartes en compagnie de quelques amis. Tout à coup il se lève brusquement, et, sans dire un mot, sort et se dirige à grands pas vers la demeure de M. X... Il expose sa demande dans les termes voulus, mais se refuse à dévoiler les motifs d'une telle prétention. Cette démarche ponctuellement accomplie, il revint en toute hâte au café pour y achever sa partie. Mais ses compagnons, peu satisfaits d'une telle manière d'agir, avaient jugé bon de vider les lieux en lui laissant les consommations à payer.

« Quelques jours après, il me conta qu'il se souvenait de la visite faite à M. X..., mais nullement de l'objet de celle-ci, il ne s'en était pas inquiété davantage, s'étant dit qu'il avait encore agi, sans doute, sous l'empire d'une suggestion. » (Docteur ÉLIE ÉTIENNE, *Bull. de la Soc. de Psychol. physiol.*, 1886, *feuilles* 1, 2, 3, p. 42).

7° SUGGESTION

A 172 jours d'intervalle.

« Le 14 juillet 1884, l'après-midi, après avoir mis Mlle A... E... en état de sommeil hypnotique, je lui fais la suggestion suivante (je transcris la note prise sur mon cahier d'observations) :

« Le 1er janvier 1885, à dix heures du matin, vous me verrez ; je viendrai vous souhaiter la bonne année ; puis, après vous l'avoir souhaitée, je disparaîtrai. »

« Le 1er janvier 1885 j'étais à Paris (Mlle A... E... habite Nancy), je n'avais parlé à personne de cette suggestion. Voici ce que, le jour même, elle raconta à une de ses amies, et ce qu'elle me dit plus tard, ainsi qu'au docteur Liébeault et à d'autres personnes. Le 1er janvier, à 10 heures du matin, elle se trouvait dans sa chambre quand elle entendit frapper à sa porte. Après avoir dit « ouvrez », elle me vit entrer, à sa grande surprise, et lui souhaiter de vive voix la bonne année. Je repartis presque aussitôt et, quoiqu'elle se mît tout de suite à la fenêtre pour me voir sortir, elle ne m'aperçut pas. Elle remarqua aussi, ce qui ne laissa pas de l'étonner à cette époque de l'année, que j'avais un habillement d'été (c'était celui-là même que je portais le jour où je lui avais fait la suggestion).

« On eut beau lui faire observer que j'étais à Paris à cette date et que je ne pouvais avoir été chez elle le 1er janvier, elle persista à soutenir qu'elle m'avait vu, et aujourd'hui, *malgré mes affirmations*, elle est convaincue que je me suis présenté chez elle.

« Ainsi, après 172 jours d'intervalle, la suggestion que j'avais faite s'est réalisée dans ses plus petits détails. Pour ma part, je ne mets pas en doute que les suggestions ne puissent réussir après un temps beaucoup plus long et peut-être même après plusieurs années. » Docteur BEAUNIS, *Bull. de la Soc. de Psychol., physiol.* 1885, tome I, p. 20.)

J'ai souvent parlé, dans mes ouvrages sur le *magnétisme* et le *somnambulisme*, de ces prétendus miracles sur lesquels on a établi la divinité du grand et savant philosophe Jésus-Christ, qui avait, ne l'oublions pas, passé une partie de sa vie en Égypte, où il avait puisé certainement des connaissances fort étendues sur les sciences qui nous occupent.

Cette apparition suggérée par le docteur Beaunis à 172 jours d'intervalle, n'est-elle pas la contre-partie de l'apparition de J.-C. aux saintes femmes et à ses disciples après sa mort?...

8° ÉCRITURE SUGGÉRÉE.

Essai de graphologie expérimentale.

Dans mon traité de *Graphologie* (1), j'établis par de nombreux exemples que l'écriture trahit absolument la personnalité, le caractère de l'écrivain. Les expériences hypnotiques ont confirmé pleinement les appréciations des savants qui se sont occupés des relations qui existent entre le caractère d'un homme et les lignes que trace sa plume, et voici à ce sujet un extrait de la note lue le 22 février 1886 à la séance de la Société de Psychologie physiologique, relativement aux expériences faites par les docteurs H. Ferrari, J. Héricourt et Ch. Richet :

. . . .

« Si la forme de l'écriture est réellement sous la dépendance de ces états de conscience et de personnalité, à chaque personnalité différente doit correspondre une écriture différente.

« Les résultats de l'expérimentation ont confirmé cette prévision. Comme on peut le voir d'après les écritures que nous présentons ici, en même temps que les reproductions que nous en avons fait faire par la photogravure, et suivant un procédé qui en assure la fidélité parfaite. » (*Ici, neuf planches reproduisant les écritures dont il s'agit.*)

« Voici d'abord l'écriture normale d'un jeune étudiant en méde-

(1) Voir *la Graphologie*, par E. SANTINI. 1 vol. 1 franc, chez Le Bailly, éditeur, Paris.

cine, M. X..., âgé de dix-neuf ans, et absolument ignorant de la graphologie. Pour réaliser les états de suggestion chez ce jeune homme, il n'est pas besoin de provoquer le sommeil, et sa sensibilité est telle qu'il est mis en l'état décrit sous le nom de *veille somnambulique* par le simple passage de la main au-devant des yeux, et peut-être même par une injonction formulée nettement. Dans ces conditions, on suggère successivement à M. X... qu'il est un paysan madré et retors, puis Harpagon, et enfin un homme extrêmement vieux; et on lui met la plume à la main. En même temps qu'on voit les traits de la physionomie et les allures générales du sujet se modifier et se mettre en harmonie avec l'idée du personnage suggéré, on observe que son écriture subit des modifications parallèles, non moins accentuées, et revêt également une physionomie spéciale particulière à chacun des nouveaux états de conscience. En un mot, le geste scripteur s'est transformé comme le geste en général.

« Voici d'autre part l'écriture d'une dame chez laquelle on obtient également avec la plus grande facilité l'état de veille somnambulique; on lui suggère qu'elle est Napoléon; puis on la ramène à l'âge de douze ans. Deux écritures bien différentes correspondent encore à ces deux états de personnalité.

« La première conclusion à tirer de ces deux expériences est celle sur laquelle nous tenons à insister, c'est qu'elles démontrent que les variations de l'écriture sont *fonction* des variations de la personnalité.

« Par cela même est établi le principe de la réalité *possible* de la graphologie. Elles démontrent en outre sa réalité *effective*, en ce que les variations de l'écriture, observées parallèlement aux variations de la personnalité, *reproduisent*, dans leurs traits généraux au moins, *les signes caractéristiques attribués par les graphologues aux diverses personnalités suggérées.* » (Docteurs FERRARI, HÉRICOURT ET RICHET, *Bull. de la Soc. de Psychol. physiol. Année* 1886; *feuilles* 1, 2, 3, page 21).

FIN

TABLE

Paris. — Soc. d'Imp. PAUL DUPONT (Cl.) 823.3.88

Paris. — Soc. d'Imp. Paul Dupont (Cl.) 45.4.88.

www.ingramcontent.com/pod-product-compliance
Ingram Content Group UK Ltd.
Pitfield, Milton Keynes, MK11 3LW, UK
UKHW032018260826
14628UKWH00006B/2557

9 782019 634179